LIBRO DE COCINA COMPLETO PARA DIABÉTICOS En Español / Diabetic Cookbook in Spanish

Recetas Deliciosas y Balanceadas hechas Fácilmente

Por
CHARLIE MASON

considerados, de alguna manera, responsables por cualquier dificultad o daño que les pueda ocurrir después de haber realizado la información aquí descrita.

Además, la información de las páginas siguientes está destinada únicamente a fines informativos y, por lo tanto, debe considerarse como universal. Como corresponde a su naturaleza, se presenta sin garantía de su validez prolongada o de su calidad provisional. Las marcas registradas que se mencionan se hacen sin consentimiento por escrito y de ninguna manera pueden ser consideradas como un endoso del titular de la marca registrada.

Tabla de contenido

Introducción

Felicitaciones por comprar este libro y gracias por hacerlo.

Los siguientes capítulos analizarán las recetas que facilitan el disfrute de los alimentos y al mismo tiempo mantienen equilibrados los niveles de azúcar en la sangre. Esto asegura que pueda comer muchos de sus alimentos favoritos sin que aumenten sus niveles de azúcar en la sangre.

Con este libro de cocina para diabéticos y las recetas de diabetes incluidas, le resultará fácil preparar una gran cantidad de comidas rápidas, saludables y deliciosas para cualquier momento del día. Ya sea que tenga diabetes tipo 1 o 2, este libro de cocina para diabéticos se asegura de que nunca se sienta privado de los alimentos que más le gustan. También facilita la creatividad, algo que falta en muchos otros libros de cocina para diabéticos y planes de comidas en el mercado.

Primero aprenderá sobre las recetas de desayuno para que pueda comenzar bien el día. A partir de ahí, obtenga deliciosas recetas para el almuerzo y la cena, así como una gran cantidad de refrigerios para mantenerlo saciado entre comidas. Los postres para diabéticos que se incluyen en el libro de cocina te permiten consentir a los golosos sin el pico de glucosa o la culpa.

Muchas dietas para diabéticos le dicen que los dulces y las comidas preparadas están completamente fuera del menú. Como sea, no tiene que ser de esta manera. En cambio, simplemente realiza algunos cambios rápidos en el proceso de preparación y los ingredientes. Todavía puede disfrutar de los mismos sabores deliciosos para que la comida pueda ser una parte muy agradable de su vida. Recuerde que el hecho de que algo sea saludable no significa que tenga que ser aburrido o sin un gran sabor. Con un poco de creatividad y algunos pequeños cambios, sus comidas favoritas permanecen en el menú y continúan teniendo un excelente sabor.

Por ejemplo, para el desayuno, su te chai latte y una tortilla son fáciles y agradables. Para el almuerzo, llénese con un rápido y fácil Wrap de pavo mediterráneo o rollitos de primavera con pollo de verano. Para la cena, el pargo al horno o las almejas a la parrilla con lima y ajo le brindan un elegante plato favorito. Deguste el postre con brownies de chocolate con mantequilla de maní o una rebanada de pastel de crema de coco casero. Entre comidas, puede tomar un refrigerio con palitos de ajo, parmesano o una mezcla de aperitivos dulces y picantes.

No es necesario ser chef o pasar horas en la cocina para disfrutar de una excelente comida nutritiva, deliciosa y abundante. Piense en los alimentos que más le gustan y mire las recetas aquí para probar algo nuevo o disfrutar de lo que siempre ha sido su favorito con un toque saludable.

Hay muchos libros sobre este tema en el mercado, ¡gracias de nuevo por elegir este! Se hizo todo lo posible para garantizar que esté lleno de tanta información útil como sea posible, ¡por favor, disfrute!

Capítulo 1: Recetas de desayuno para diabéticos

Es importante comer un desayuno saludable, pero las mañanas pueden ser difíciles y apresuradas. Estas recetas rápidas y fáciles hacen posible disfrutar de un excelente desayuno todos los días sin que por esto llegue tarde. Cada receta de desayuno se puede preparar de principio a fin en no más de 15 minutos. Gran parte de la preparación incluso puede abordarse la noche anterior para reducir la preparación general y el tiempo de cocción.

Té chai latte

Esta receta hace 1 porción y toma aproximadamente 8 minutos para hacer.

El té chai latte contiene:

Proteína: 4 gramos
Grasas: 2 gramos (0 gramos de grasa saturada)
Sodio: 61 miligramos
Colesterol: 10 miligramos

Qué utilizar:

- 0.125 cucharaditas de Clavo molido
- 0.25 cucharaditas de Extracto de vainilla
- 2 paquetes de Sustituto de azúcar
- 0.5 taza de Té de especias de naranja
- Calentar 0.5 taza de leche al 2%

Cómo está hecho:

1. Prepare el té hasta que alcance la concentración deseada, siendo la de mayor concentración ideal para esta bebida.

2. Coloque los clavos molidos, el sustituto del azúcar y el extracto de vainilla en la taza o taza deseada.
3. Vierta la leche.
4. Vierta el té preparado.
5. Revuelva el contenido hasta que esté completamente mezclado

Omelet de Champiñones, Brócoli y Cheddar

Esta receta hace 2 porciones y toma aproximadamente 15 minutos para hacer.

1 porción contiene:

Proteína: 18 gramos
Grasa: 7 gramos (2,4 gramos de grasa saturada)
Sodio: 530 miligramos.
Colesterol: 190 miligramos

Qué utilizar

- 1.5 cucharadas de Queso Cheddar reducido en grasa
- Aceite en aerosol antiadherente
- 1 taza de Brócoli congelado y descongelado
- 0.5 tazas de Champiñones rebanados
- 0.25 tazas de Cebolla picada
- 0.5 cucharaditas de Aceite de oliva virgen extra
- 0.125 cucharaditas de Pimienta recién molida
- 4 Claras de huevo
- 2 Huevos enteros

Cómo está hecho

1. Coloque las claras de huevo y los huevos enteros en un tazón y mezcle hasta obtener un color claro y completamente combinado. Agregue la pimienta y bata hasta que se mezcle bien.
2. En una sartén mediana, rocíe el spray antiadherente y vierta el aceite de oliva.
3. Coloque los champiñones y las cebollas en la sartén y cocine hasta que estén suaves. Agrega el brócoli y caliente bien.
4. Retire los vegetales de la sartén y rocíe más spray antiadherente. Vierta la mezcla de huevo y clara de huevo. Cocine hasta que los huevos estén casi listos.
5. Vierta los vegetales en el huevo hacia el centro. Aplique el queso cheddar.
6. Doble el huevo y cocínelo hasta que el queso se derrita y los huevos estén completamente cocido.

Ensalada de Toronja y aguacate

Esta receta hace 8 porciones y toma aproximadamente 10 minutos para hacer.

1 porción contiene:

Proteína: 1 gramo
Grasas: 3,5 gramos (1 gramo de grasas saturadas)
Sodio: 50 miligramos
Colesterol: 0 miligramos

Qué utilizar

- Sal y pimienta para probar
- 4 ramitas de solo hojas de Cilantro
- 1 Toronja
- 3 Aguacates

Cómo está hecho

1. Pelar y picar el aguacate en trozos pequeños.
2. Pelar y cortar la toronja en trozos pequeños.
3. Coloque el aguacate y la toronja en un tazón.
4. Sazone con sal y pimienta.
5. Decorar con ramitas de cilantro.

Frittata de albahaca fresca y salchicha

Esta receta hace 4 porciones y toma aproximadamente 15 minutos para hacer.

1 porción contiene:

Proteína: 21 gramos
Grasa: 8 gramos (2,4 gramos de grasa saturada)
Sodio: 525 miligramos
Colesterol: 50 miligramos

Qué utilizar

- 0.25 tazas de Albahaca fresca
- 1 taza de Tomates
- 0.5 tazas de Cebolla verde
- 1 onza de Queso mozzarella rallado parcialmente descremado
- 1.5 tazas de Sustituto de huevo
- 8 onzas de Salchicha de pollo
- 2 cucharaditas de Aceite de oliva virgen extra

Cómo está hecho

1. Vierta el aceite de oliva en una sartén a fuego medio.
2. Coloque la salchicha en la sartén y cocine hasta que comience a dorarse, volteándola según sea necesario.
3. Vierta el sustituto de huevo en la sartén, permitiendo que se extienda uniformemente sobre la salchicha, cocine durante aproximadamente 1 minuto y luego retírelo del fuego.
4. Coloque las cebollas verdes, la albahaca, el queso y los tomates encima y de manera uniforme.
5. Cocine hasta que el queso se derrita y el sustituto de huevo esté completamente cocido.

Ensalada de huevo y aguacate al horno

Esta receta hace 2 porciones y toma aproximadamente 15 minutos para hacer.

1 porción contiene:

Proteína: 8 gramos
Grasa: 8 gramos (2.5 gramos de grasa saturada)
Sodio: 80 miligramos
Colesterol: 185 miligramos

Qué utilizar

- 0.25 tazas de Cilantro picado
- 2 onzas de Cebolla roja en rodajas finas y peladas
- 1 Tomate grande en rodajas finas
- 2 onzas de Aguacate en cubos
- 0.5 cucharaditas de Pimienta negra molida
- 1 cucharadita de sal kosher
- 1 onza líquida de Jugo de lima fresco
- 2 cucharaditas divididas de Aceite de canola
- 2 Huevos enteros

Cómo está hecho

1. A 400° Fahrenheit, precaliente el horno.
2. Rompe los huevos, asegurándose de que las yemas no estén rotas, en su propio tazón.
3. Precaliente una cacerola pequeña que sea segura para el horno y vierta 1 cucharadita de aceite de canola. Coloque cuidadosamente los huevos en la sartén y colóquelos en el horno. Cocine estos por aproximadamente 2 a 5 minutos.
4. Tome un tazón pequeño y combine 1 cucharadita de aceite de canola, sal y pimienta y jugo de lima. Batir estos ingredientes hasta que estén completamente mezclados.

5. Agregue el tomate, el cilantro, el aguacate y la cebolla roja a la mezcla de aderezo y revuelva hasta que estén completamente cubiertos.

6. Coloque la mezcla de ensalada en un lugar y luego coloque cuidadosamente un huevo cocido encima de cada aguacate.

Tazón de batido verde

Esta receta hace 2 porciones y toma aproximadamente 10 minutos para hacer.

Cada porción contiene:

Proteína: 11 gramos
Grasas: 10 gramos (0.9 gramos de grasa saturada)
Sodio: 180 miligramos
Colesterol: 5 miligramos

Qué utilizar

- 1.4 onzas de Mezcla de almendras tostadas y coco
- 1 Plátano mediano congelado en rodajas
- 2 tazas de Espinacas pequeñas
- 1 taza de Fruta mixta congelada
- 4 onzas de Yogur griego, sin grasa
- 0.75 tazas de Leche de almendras sin azúcar

Cómo está hecho

1. Combine todos los ingredientes, excepto las almendras tostadas y el coco, en una licuadora.

2. Mezcle todos los ingredientes hasta que tengan el grosor deseado. Agregue un poco más de leche de almendras sin azúcar para que sea más delgada si así lo desea.

3. Vierta la mezcla en 2 tazones, ambos con cantidades iguales, y luego cubra con aproximadamente 0.5 onzas de la mezcla de almendras tostadas y coco.

Capítulo 2: Recetas de almuerzo para diabéticos

Aproximadamente 4 a 5 horas después del desayuno, es común que el estómago comience a gruñir, listo para otra comida. La mayoría de las personas tienen de 30 a 60 minutos para almorzar, por lo que el tiempo es esencial. Sin embargo, necesita algo que lo sacie mientras sea sabroso y nutritivo. Estas opciones de almuerzo se pueden hacer con relativa rapidez, e incluso puede hacerlas el día anterior y recalentarlas rápidamente para el almuerzo para una comida deliciosa y abundante.

Sartén tortilla pizza

Esta receta hace 4 porciones y toma aproximadamente 15 minutos para hacer.

Cada porción contiene:

Proteína: 5 gramos
Grasas: 3.5 gramos (1.3 gramos de grasa saturada)
Sodio: 290 miligramos.
Colesterol: 10 miligramos

Qué utilizar

- 1 onza de Queso mozzarella rallado parcialmente descremado
- 0.25 tazas de Albahaca fresca picada
- 0.25 tazas de Pimiento verde en rodajas
- 0.25 tazas de Rodajas de cebolla roja
- 0.5 onzas de Pepperoni de pavo en rodajas
- 0.125 cucharaditas de Hojuelas de pimienta seca
- 0.25 tazas de Salsa de pizza

- 1 Tortilla de harina de 10 pulgadas

Cómo está hecho

1. Tome una sartén que acomode la tortilla, cúbrala con aceite en aerosol y caliente la tortilla durante 2 minutos a fuego medio. Vuelva a rociar la sartén, voltee la tortilla y repita.

2. Una vez que la tortilla se voltea, ponga la salsa en el lado cocido, asegurándose de que se extienda de manera uniforme.

3. Coloque el resto de los ingredientes en la tortilla salteada en el orden deseado, pero coloque el queso al final.

4. Permita que el queso se derrita cubriendo la sartén con la tapa adecuada.

5. Corte la pizza en 4 rebanadas uniformes.

Wrap de pavo mediterráneo

Esta receta hace 4 porciones y toma aproximadamente 10 minutos para hacer.

Cada porción contiene:

Proteína: 36 gramos
Grasa: 7 gramos (1,6 gramos de grasa saturada)
Sodio: 605 miligramos.
Colesterol: 55 miligramos

Qué utilizar

- 4 Aceitunas verdes cortadas en cubitos
- 0.25 tazas de Queso feta desmenuzado reducido en grasa
- 1 taza de Tomates Roma en cubitos
- 2 Pepinos grandes cortados en cubitos y pelados
- 12 onzas de Pavo sin sal agregada
- 4 Wraps térmicos de trigo integral
- 8 cucharadas de Hummus

Cómo está hecho

1. En cada wrap de trigo integral calentado, distribuya uniformemente 2 cucharadas de hummus.
2. Coloque 3 onzas de pavo sobre el hummus. Ponga 0.25 tazas de pepinos y tomates cortados en cubitos. Agregue la aceituna picada y 1 cucharada de queso feta.
3. Doble cuidadosamente la envoltura hasta que sea cilíndrica y tenga el grosor deseado.
4. Repita esto para las otros 3 wraps.

Sopa de Verduras y Frijoles

Esta receta hace 2 porciones y toma aproximadamente 20 minutos para hacer.

Cada porción contiene:

Proteína: 14 gramos
Grasas: 6 gramos (0.9 gramos de grasa saturada)
Sodio: 235 miligramos.
Colesterol: 0 miligramos

Qué utilizar

- 0.66 tazas de Frijoles blancos sin sal, enjuagados y escurridos
- 0.125 cucharadita de Nuez moscada molida
- 0,125 cucharaditas de Pimienta Roja
- 0.25 cucharaditas de Mejorana seca desmenuzada
- 2 cucharadas de Perejil fresco cortado
- 1 taza de Caldo de pollo sin grasa y sodio limitado
- 14.5 onzas de Tomates en rodajas sin escurrir, sin sal agregada
- 10 onzas de Espinacas descongeladas y exprimidas, picadas y congeladas
- 0.5 Apio mediano finamente picado
- 3 pequeñas Cebollas verdes en rodajas finas
- 2 cucharaditas de Aceite de oliva

Cómo está hecho

1. Caliente el aceite de oliva después de colocar una sartén a fuego medio. Asegúrese de maniobrar la sartén para que esté uniformemente cubierta.

2. Coloque el apio y las cebollas verdes en la sartén y cocine durante aproximadamente 5 minutos para que estén tiernos pero crujientes.

3. Agregue las espinacas a la sartén y cocine por aproximadamente 3 minutos. Revuelva con frecuencia.

4. Agregue todos los demás ingredientes, excepto los frijoles, y suba el fuego a medio-alto. Cubra los ingredientes y permita que hiervan. Una vez que hierva, deje que los ingredientes hiervan a fuego lento mientras aún están cubiertos durante unos 10 minutos.

5. Agregue los frijoles a la mezcla y, sin la tapa, cocine durante aproximadamente 1 minuto para que los frijoles se calienten por completo.

6. Cocine durante 8 a 10 minutos adicionales, parcialmente cubiertos, hasta que el líquido se haya evaporado.

Risotto de calabaza

Esta receta hace 10 porciones y toma aproximadamente 30 minutos para hacer.

Cada porción contiene:

Proteína: 11 miligramos
Grasas: 3 gramos (0 gramos de grasa saturada)
Sodio: 230 miligramos.
Colesterol: 10 miligramos

Qué utilizar

- 2 cucharadas de Yogurt bajo en grasa
- 4 onzas de Queso Parmigiano-Reggiano rallado
- 6 tazas de Caldo de verduras
- 1 taza de Vino blanco
- 1.25 libras de Calabaza fresca finamente picada
- 2 tazas de arroz Carnaroli
- 1 Cebolla pequeña amarilla picada
- 3 cucharadas de Aceite de oliva

Cómo está hecho

1. Tome una cacerola con un fondo grueso y colóquela a fuego medio.

2. Caliente el aceite hasta que esté caliente, ponga la cebolla y cocine hasta que esté tierna, pero asegúrese de que no se dore. Esto lleva aproximadamente de 3 a 5 minutos.

3. Agregue la calabaza y el arroz y revuelva. Después de unos 30 segundos, vierta el vino blanco y cocine hasta que todo el vino se haya evaporado.

4. Cubra el arroz con caldo de cocina, pero solo use lo suficiente para cubrirlo. Una vez que esté casi absorbido, agregue más. Sigue haciendo esto hasta que todo el caldo se haya vertido en la cacerola y el arroz lo haya absorbido. Esto lleva aproximadamente 18 minutos.

5. Retire la sartén de la estufa y agregue el yogur y el queso. Mezcle esto bien hasta que el plato tenga una textura cremosa.

Rollos de primavera de pollo de verano

Esta receta hace 4 porciones y tarda unos 20 minutos en prepararse.

Cada porción contiene:

Proteína: 23 gramos
Grasas: 9 gramos (2 gramos de grasa saturada)
Sodio: 430 miligramos
Colesterol: 60 miligramos

Qué utilizar

- 8 Pieles de rollito de primavera mediano
- 1 Cebolla verde picada
- 0.5 tazas de Hongos shiitake en rodajas
- 0.25 tazas de Cilantro picado
- 0.5 tazas de Pepino sin semillas, cortado en cubitos y pelado
- 2 tazas de Pollo cocido y desmenuzado
- 1 taza de Repollo rallado

Ingredientes para la salsa

1. 1 cucharadita de Jengibre molido
2. 1 cucharada de Aceite de oliva
3. 2 cucharadas de Agua caliente
4. 3 cucharadas de Vinagre (vino de arroz)
5. 2 cucharadas de Salsa de soja (opción ligera)

Cómo está hecho

1. Combine el pollo, el cilantro, la cebolla verde, el repollo, los pepinos y los champiñones en un tazón mediano.

2. De 10 a 15 segundos, remoje cada piel del rollo en agua. Tome aproximadamente 0.33 tazas de la mezcla de vegetales y pollo en los rollos.

3. Doble sobre el borde más cercano para que cubra el relleno. Repita en el otro lado. Enróllelo hacia afuera y luego séllelo. Haga esto para todos los rollos.

Capítulo 3: Recetas de cena para diabéticos

Después de un largo día, es importante una buena cena para relajarse y matar el hambre. Sin embargo, está cansado y no quiere pasar horas ideando un plato saludable. Estas recetas de cena no consumen demasiado tiempo y tienen muchos sabores. Esto asegura que está obteniendo nutrientes importantes, llenando su estómago y obteniendo un plato que es completamente agradable.

Pastel de carne con champiñones y nueces

Esta receta hace 4 porciones y toma aproximadamente 45 minutos para hacer.

Cada porción contiene:

Proteína: 13 gramos
Grasas: 15 gramos (2 gramos de grasa saturada)
Sodio: 340 miligramos.
Colesterol: 45 miligramos

Qué utilizar

- 0.5 tazas de Nueces finamente picadas
- 0.5 tazas de Leche sin grasa
- 1 taza de Pan rallado
- 1 Huevo batido
- 0.25 cucharaditas de Pimienta negra recién molida
- 0.5 cucharaditas de Sal marina
- 1 cucharadita de Condimento italiano
- 0.33 tazas de Tomates secos rehidratados y picados
- 0.33 tazas de Pimiento rojo cortado en cubitos
- 1 libra de Champiñones mezclados finamente picados
- 1 Cebolla grande picada
- 1 cucharada de Aceite de oliva

- Spray para cocinar

Cómo está hecho

1. *Precaliente el horno a 350° Fahrenheit.*

2. *Tome 4 moldes que contienen 8 onzas y cúbralos con un spray antiadherente.*

3. *En una sartén, agregue el aceite y luego póngalo a fuego medio.*

4. Agregue las cebollas y los champiñones y cocínelos durante 10 minutos hasta que estén dorados.

5. Agregue los tomates secos y el pimiento rojo, saltee durante unos 8 minutos.

6. Agregue la sal y la pimienta y el condimento italiano. Saltea por 1 minuto más.

7. Tome la mezcla de champiñones y póngala en un tazón grande. Déjalo reposar durante unos 2 minutos para que se enfríe.

8. Agregue las migas de pan, nueces, leche y huevo. Mezcle suavemente todo esto y luego divídalo uniformemente en moldes individuales. Presione hacia abajo para que la mezcla quede pareja con la parte superior del molde.

9. Tome una bandeja para hornear y coloque los moldes encima. Déjalo cocinar durante 30 a 35 minutos después de ponerlo en el horno.

Estofado de ternera clásico

Esta receta hace 6 porciones y toma aproximadamente 2 horas para hacer.

Cada porción contiene:

Proteína: 25 gramos
Grasa: 7 gramos (1,5 gramos de grasa saturada)
Sodio: 290 miligramos.
Colesterol: 45 miligramos

Qué utilizar

- 0.25 a 0.5 cucharaditas al gusto de Pimienta negra recién molida
- 1 cucharada de Vinagre (vino tinto)
- 1 cucharada fresca de Tomillo picado
- 1 taza de Guisantes congelados
- 3 medianas de Zanahorias peladas
- 2 grandes de Papas Russet
- 3 Dientes de ajo picado
- 1 Cebolla gruesa grande picada
- 4 tazas divididas de Caldo de pollo bajo en grasa y bajo en sodio
- 1.5 libras de Champiñones cremini limpios, cortados en cuartos y al vapor
- 2 libras de Cubos de Filete
- 3 cucharadas de Aceite de oliva
- 1 cucharada de Condimento (italiano)
- 2 cucharadas de Harina de hojaldre integral

Cómo está hecho

1. Combine el condimento italiano y la harina en un recipiente.

2. En un horno holandés, use fuego medio para el aceite de oliva.

3. Cubra los cubos de filete con la harina y el condimento italiano y luego dore en el horno holandés.

4. Desglasar la sartén después de quitar los cubos de carne dorada. Vierta 0.25 tazas de caldo de pollo y los champiñones. Saltee estos hasta que estén dorados.

5. Desglasar la sartén después de quitar los champiñones. Vierta en 0.25 tazas de caldo. Agregue el ajo y la cebolla. Deje que se saltee durante unos 4 minutos.

6. Vuelva a colocar la carne en la olla y vierta el resto del caldo. Permita que esto hierva. Una vez que hierva, cúbralo y déjelo hervir a fuego lento durante 45 minutos. Revuelva ocasionalmente.

7. Agregue las papas y las zanahorias. Deje que todo esto se cocine durante unos 45 minutos adicionales.

8. Agregue los guisantes, vinagre de vino tinto, champiñones, tomillo y pimienta negra. Mezcle todos los ingredientes a fondo.

Brócoli con Mostaza Dijon y Pollo con Fideos

Esta receta hace 5 porciones y toma aproximadamente 35 minutos para hacer.

Cada porción contiene:

Proteína: 36 gramos
Grasa: 7 gramos (1,5 gramos de grasa saturada)
Sodio: 150 miligramos
Colesterol: 100 miligramos

Qué utilizar

- 3 cucharadas de Mostaza Dijon baja en sodio
- 16 onzas de Yogur griego natural sin grasa
- 2 Dientes de ajo picados
- 1 taza de Cebolla picada
- 8 onzas de Champiñones rebanados
- 2 cucharaditas divididas de Aceite de oliva
- 1 libra de Pollos (sin grasa)
- 0,125 cucharaditas de Pimienta Roja
- 1 cucharadita de Pimentón ahumado
- 3 cucharadas de Harina para todo uso
- 2.5 tazas de Flores de brócoli picadas
- 6 onzas de fideos integrales sin yema

Cómo está hecho

1. Siga las instrucciones de la pasta para prepararla, pero no agregue sal.
2. Aproximadamente 3 minutos antes de que esté cocida, agregue el brócoli.
3. Escurra el brócoli y los fideos en un colador y colóquelos a un lado.

4. Tome un plato poco profundo de tamaño mediano y mezcle el pimentón, la harina y la Pimienta Roja. Sumerja los filetes de pollo en esto asegurándose de que esté cubierto uniformemente.

5. Tome una sartén grande que sea antiadherente y vierta 2 cucharaditas de aceite de oliva. Coloque esto a fuego medio. Asegúrese de que todo el fondo de la sartén esté cubierto con el aceite.

6. Coloque el pollo en la sartén, cocínelo por unos 4 minutos. Voltee el pollo y cocine por 4 minutos adicionales. Repita esto hasta que todas las piezas de pollo estén bien cocidas.

7. En la misma sartén, vierta el resto del aceite de oliva y deje que cubra el fondo de la sartén. Agregue la cebolla, el ajo y los champiñones. Saltee esto por unos 3 minutos.

8. Retire la sartén del fuego.

9. Agregue la mostaza y el yogurt. Revuelva hasta que todo esté bien mezclado. Agregue el pollo.

10. Servir sobre la pasta.

Chuletas de cerdo ahumadas y tomates

Esta receta hace 4 porciones y toma aproximadamente 35 minutos para hacer.

Cada porción contiene:

Proteína: 22 gramos
Grasa: 2.7 gramos (0.1 gramos de grasa saturada)
Sodio: 210 miligramos.
Colesterol: 60 miligramos

Qué utilizar

- 2 Tomates Roma medianos en cubitos
- 2 cucharadas de Aceite de canola
- 4 chuletas de cerdo con mayor vitamina B1
- 0.5 cucharadita de Pimienta negra
- 0.375 de cucharaditas divididas
- 0.25 cucharaditas de Ajo en polvo
- 0.5 cucharaditas de tomillo seco
- 1 cucharadita de Pimentón ahumado
- 0.25 tazas de Harina multiuso

Cómo está hecho

1. Mezcle el pimentón, el ajo en polvo, la harina, el tomillo, la pimienta y 0.25 cucharaditas de sal en un tazón poco profundo. Cubra uniformemente todas las chuletas de cerdo.
2. En una sartén antiadherente grande, vierta el aceite y caliéntelo con fuego medio-alto.
3. Coloque la carne de cerdo en la sartén y, a cada lado, cocine 4 minutos. Repita hasta que las chuletas de cerdo estén bien cocidas.
4. Agregue las 0.125 cucharaditas de sal restantes y los tomates cortados en cubitos. Cocine hasta que los tomates estén calientes.

Capítulo 4: Bocadillos aptos para diabéticos

Entre cada comida, es común sentir un poco de hambre. Desea tomar un refrigerio, pero debe asegurarse de que sea saludable y apto para diabéticos. Hay varias opciones que son fáciles de preparar, se pueden almacenar para que siempre estén listas para comer y, lo más importante, estén llenas de sabor.

Dip de yogur de espinacas

Esta receta hace 24 porciones y toma aproximadamente 40 minutos para hacer.

Cada porción contiene:

Proteína: 2 gramos
Grasa: 0 gramos (en gramos de grasa saturada)
Sodio: 115 miligramos
Colesterol: 0 miligramos

Qué utilizar

- 1 cucharada de mezcla de aderezo Ranch en polvo
- 1 taza de Espinacas picadas, descongeladas y exprimidas
- 1 taza sin grasa de Yogurt griego
- 1 taza baja en grasa de Requesón

Cómo está hecho

1. Coloque el requesón en la licuadora y haga puré.
2. Coloque el puré de requesón, las espinacas, el yogur y el polvo de aderezo en un tazón. Batir a fondo todo junto.
3. Coloque en el refrigerador por 30 minutos para enfriarlo.

Cóctel Gazpacho

Esta receta hace 4 porciones y toma aproximadamente 10 minutos para hacer.

Cada porción contiene:

Proteína: 2 gramos
Grasa: 0 gramos (0 gramos de grasa saturada)
Sodio: 300 miligramos
Colesterol: 0 miligramos

Qué utilizar

- 4 Ramitas grandes de perejil de hoja plana
- 0.25 cucharaditas de Salsa de pimiento picante
- 1.25 tazas de Jugo de tomate bajo en sodio
- 1 Clavo grande
- 2 cucharaditas de Rábano picante preparado
- 2 cucharaditas de Vinagre balsámico
- 2 cucharaditas de Salsa Worcestershire veganas
- 1 Jugo de limón pequeño
- 1 Cebolleta picada
- 1 Pepino picado
- 1.25 tazas de Jugo de tomate regular

Cómo está hecho

1. Haga puré con el pepino, el jugo del limón fresco, el jugo de tomate común, la cebolleta, la salsa Worcestershire, el rábano picante, el vinagre y el ajo durante aproximadamente 30 segundos en una licuadora. Utiliza una velocidad baja. Luego, cambie a alta velocidad y haga puré durante 30 segundos adicionales.

2. Vierta esta mezcla en una jarra. Vierta la salsa de pimiento picante y el jugo de tomate bajo en sodio. Mezcle bien el contenido y colóquelo en el refrigerador hasta que sea hora de disfrutarlo. Decorar con una ramita de perejil.

Dip picante de crema y zanahorias pequeñas

Esta receta hace 4 porciones y toma aproximadamente 15 minutos para hacer.

Cada porción contiene:

Proteína: 3 gramos
Grasas: 2 gramos (1 gramo de grasas saturadas)
Sodio: 276 miligramos.
Colesterol: 8 miligramos

Qué utilizar

- 48 Zanahorias pequeñas
- 0.25 cucharadita de Sal
- 0,75 cucharaditas de Salsa de pimiento picante
- 3 cucharadas bajas en grasa de Queso crema estilo tina
- 0.33 tazas sin grasa de Crema agria

Cómo está hecho

1. Tome un tazón grande y agregue la crema agria, la salsa de pimienta, el queso crema y la sal. Mezcle hasta que todo esté bien mezclado.
2. Déjelo reposar durante 10 minutos para que se desarrollen los sabores y sirva con las zanahorias pequeñas.

Mezcla de grano entero picante y dulce

Esta receta hace 10 porciones y toma aproximadamente 40 minutos para hacer.

Cada porción contiene:

Proteína: 24 gramos
Grasas: 3 gramos (1 gramo de grasas saturadas)
Sodio: 216 miligramos
Colesterol: 0 miligramos

Qué utilizar

- 0.25 tazas de Cacahuetes tostados en seco sin sal
- 2 tazas de Mini pretzels sin sal
- 2 tazas de de cereal de trigo cuadrados
- 2 tazas de Cereal de trigo rallado
- 0.25 cucharaditas de Pimiento rojo molido
- 1 cucharada de Salsa de soja
- 0.25 tazas de Sustituto de azúcar
- 1 Clara de huevo
- Spray para cocinar

Cómo está hecho

1. A 300° Fahrenheit, precaliente el horno.
2. Tome una bandeja para hornear grande que sea antiadherente y use aerosol antiadherente para cubrirla uniformemente.
3. Obtenga un tazón grande y ponga la clara de huevo en él. Batir esto hasta que se vuelva espumoso. Batir la salsa de soja, el sustituto de azúcar y el pimiento rojo.
4. En un tazón mediano, mezcle los pretzels, los cereales y el maní. Agregue esto a la salsa de soya y la mezcla de clara de huevo.

5. Extienda esto uniformemente en la bandeja para hornear y déjelo cocinar por 30 minutos. Cada 10 minutos, revuelva el contenido.

6. Deje que la merienda se enfríe por completo antes de comer.

Palitos con salsa parmesano de ajo y hierbas

Esta receta hace 12 porciones y toma aproximadamente 40 minutos para hacer.

Cada porción contiene:

Proteína: 6 gramos
Grasas: 5 gramos (3 gramos de grasa saturada)
Sodio: 404 miligramos
Colesterol: 11 miligramos

Qué utilizar

- 1 taza de Salsa marinara
- 0.5 cucharaditas de Orégano seco
- 0.25 tazas de Queso parmesano rallado
- 0.75 tazas de Mezcla de queso italiano rallado
- 0.75 tazas de Queso para untar de hierbas y ajo ligero
- 13 onzas de Masa de pizza preparada
- Spray para cocinar

Cómo está hecho

1. A 400° Fahrenheit, precalentar el horno.
2. Tome una bandeja para hornear de tamaño mediano y rocíela con aceite en aerosol hasta que esté uniformemente cubierta.

3. Extienda la masa de pizza sobre la bandeja para hornear. Pon esto en el horno para hornear durante unos 10 minutos.
4. Aplique el queso para untar de manera uniforme con una espátula pequeña. Cubra la corteza horneada con el queso parmesano, la mezcla de queso italiano y el orégano. Asegúrate de que todo esté esparcido uniformemente. Vuelva a colocarlo en el horno durante unos 15 minutos.
5. Pon la salsa marinara en una cacerola. A fuego medio, calienta esto durante aproximadamente 8 minutos. Revuelva con frecuencia para garantizar un calentamiento uniforme y para mantener la densidad de líquido adecuada.
6. Cortar el pan en 8 hileras a lo largo. Córtelo nuevamente a lo largo del ancho en las 3 filas. Servir en una fuente con la salsa marinara calentada.

Copas de atún mediterráneas

Esta receta hace 10 porciones y toma aproximadamente 15 minutos para hacer.

Cada porción contiene:

Proteína: 5 gramos
Grasa: 1 gramo (0 gramos de grasa saturada)
Sodio: 102 miligramos
Colesterol: 8 miligramos

Qué utilizar

- 10 onzas de Atún blanco en agua, desmenuzado y escurrido
- 0.25 cucharaditas de Sal de ajo
- cucharadas de Jugo de limón fresco
- 0,33 tazas picadas de Cebolla roja

- 0.33 tazas de Aceitunas Kalamata picadas
- 0.66 tazas de Yogur griego natural sin grasa
- 3 Pepinos medianos

Cómo está hecho

1. Corta cada pepino en 10 trozos, desechando los extremos. Mantenga la cáscara de pepino y use una cucharadita de 0.5 para sacar el interior. Asegúrese de que haya una capa delgada en el fondo de cada rebanada para que pueda acomodar la mezcla de atún.
2. Mezcle las aceitunas, el ajo, el yogur, la cebolla y el jugo de limón. Licúe hasta que la mezcla esté suave. Agregue el atún y revuelva nuevamente hasta que esté todo mezclado.
3. Tome aproximadamente 1 cucharada de la mezcla de atún y póngala en la taza de pepino. Repita esto hasta que las 10 tazas de pepino estén llenas de atún. Mantenga esto refrigerado hasta comer.

Capítulo 5: Opciones de postres para diabéticos

Cuando es goloso, no hay nada de malo en consentirse siempre que tome las decisiones correctas. Como diabético, no servirá ningún dulce. Sin embargo, esto no significa que tenga que alejarse por completo de lo que le gusta. Hay varias opciones de postres que no solo son deliciosas, sino que también puede comerlos completamente libre de culpa.

Dip de mantequilla de maní dulce

Esta receta hace 4 porciones y toma aproximadamente 10 minutos para hacer.

Cada porción contiene:

Proteína: 3 gramos
Grasa: 1 gramo (1 gramo de grasa saturada)
Sodio: 51 miligramos
Colesterol: 0 miligramos

Qué utilizar

- 2 Rodajas de banana
- 2 cucharaditas de Azúcar morena oscura empacada
- 2 cucharadas de Mantequilla de maní baja en grasa
- 0.33 tazas de Vainilla, yogurt sin grasa

Cómo está hecho

1. Coloque la mantequilla de maní, el yogur y el azúcar morena en un tazón. Batir hasta que esté completamente mezclado.
2. Coloque los plátanos sobre la mezcla de mantequilla de maní.

Brochetas de Arcoiris de Frutas

Esta receta hace 25 porciones y toma aproximadamente 20 minutos para hacer.

Cada porción contiene:

Proteína: 2 gramos
Grasa: 0.5 gramos (0.1 gramos de grasa saturada)
Sodio: 10 miligramos
Colesterol: 0 miligramos

Qué utilizar

- 3 tazas de Moras
- 3 tazas de Uvas moradas
- 4 tazas de Arándanos
- 3 tazas de Uvas verdes
- 1 Piña entera sin corazón, en cubos y pelada
- 4 tazas de Melón en cubos
- 4 tazas de Fresas sin cáscara
- 0.125 cucharaditas de Canela
- 1 cucharada de Semillas de chía
- 8 onzas de Yogur griego de vainilla de 100 calorías

Cómo está hecho

1. Mezcle las semillas de chía, el yogur y la canela para hacer la salsa para mojar.
2. Usando un palo de brocheta, coloque 1 de cada fruta en él. Use el mismo orden para los 25 palos.
3. Sirva en una fuente con la salsa para mojar.

Duraznos con Jarabe de arce y canela

Esta receta hace 4 porciones y toma aproximadamente 15 minutos para hacer.

Cada porción contiene:

Proteína: 1 gramo
Grasa: 0 gramos (0.1 gramos de grasa saturada)
Sodio: 0 miligramos
Colesterol: 0 miligramos

Qué utilizar

- 1 cucharada de Jarabe de arce
- 0,125 cucharaditas de Nuez moscada
- 0.5 cucharaditas de Canela
- 1 Jugo de limón mediano
- 4 Duraznos maduros

Cómo está hecho

1. Precaliente la parrilla hasta que llegue a fuego medio-alto.
2. Mezcle la nuez moscada, el jarabe de arce, el jugo de limón y la canela. Enrolle los duraznos hasta que estén completamente y uniformemente recubiertos.
3. Ase los duraznos durante aproximadamente 4 minutos hasta que estén dorados. Gírelos una vez.

Brownies de chocolate con remolino de mantequilla de maní

Esta receta hace 20 porciones y toma aproximadamente 40 minutos para hacer.

Cada porción contiene:

Proteína: 3 gramos
Grasa: 8 gramos (3 gramos de grasa saturada)
Sodio: 61 miligramos
Colesterol: 6 miligramos

Qué utilizar

- 0.25 tazas de Mini chispas de chocolate semidulce
- 0.5 tazas de Cacao en polvo sin azúcar
- 0.25 tazas de Cremosa mantequilla de maní baja en grasa
- 1 cucharadita de Polvo de hornear
- 1.25 tazas de Harina para todo uso
- 1 cucharadita de Vainilla
- 0.25 tazas de Aceite de canola
- 0.75 tazas de Sustituto de huevo
- 0.33 tazas de Agua fría
- 0.66 tazas de Azúcar granulada
- 0.25 tazas de Mantequilla
- Spray para cocinar

Cómo está hecho

1. A 350° Fahrenheit, precaliente el horno.
2. Tome una bandeja para hornear que mida 9x9x2 y cúbrala con papel de aluminio, asegurándose de que el fondo y los lados estén cubiertos.

3. Use un spray antiadherente para cubrir completamente la lámina.

4. Tome una cacerola mediana, colóquela a fuego lento y derrita la mantequilla. Retire la sartén del fuego y mezcle con agua y azúcar. Agregue el aceite, la vainilla y el huevo. Batir hasta que esté completamente mezclado. Vierta el polvo de hornear y la harina y mezcle completamente.

5. En un tazón, vierta la mantequilla de maní. Batir lentamente en 0.5 tazas de la mezcla de mantequilla y harina.

6. Tome un tazón pequeño separado y combine el cacao en polvo y 0.25 tazas de harina. Agregue las chispas de chocolate y la masa. Vierta esta mezcla en la sartén que se preparó anteriormente.

7. Encima de la masa de chocolate, ponga la mezcla de mantequilla de maní. Agite los 2 juntos usando una espátula delgada. El metal funciona mejor.

8. Una vez agitado, colóquelo en el horno y hornee durante 20 a 25 minutos.

Pastel de crema de coco

Esta receta hace 10 porciones y toma aproximadamente 40 minutos para hacer.

Cada porción contiene:

Proteína: 7 gramos
Grasas: 10 gramos (4 gramos de grasa saturada)
Sodio: 147 miligramos
Colesterol: 66 miligramos

Qué utilizar

- 5 cucharadas de Agua fría
- 0.33 tazas de Grasa alimentaria (manteca)
- 0.25 cucharaditas de Sal
- 1.25 tazas de Harina para todo uso
- 2 cucharadas de Coco en hojuelas
- 0.33 tazas de Azúcar
- 0.25 cucharaditas de Crema de tártaro
- 0.5 cucharaditas de Vainilla
- 1 cucharadita de Extracto de coco
- 12 onzas de Leche evaporada sin grasa
- 1.5 tazas de Leche sin grasa
- 0.25 taza de Maicena
- 0.25 taza de Azúcar
- 3 Huevos enteros

Cómo está hecho

1. Separe las claras de las yemas y ponga las claras en 1 tazón y las yemas en otro.
2. Tome una cacerola mediana y combine la maicena y 0.25 tazas de azúcar. Mezcle gradualmente la leche evaporada y

regular. A fuego medio, cocine hasta que espese. Retire del fuego y agregue las yemas de huevo batidas. Haga que hierva y luego reduzca el calor. Cocine por 2 minutos adicionales.

3. Mezcle el extracto de coco y saque la sartén de la estufa para revolver. Esto completa el relleno del pastel.

4. Tome el tazón de clara de huevo y agregue la crema de tártaro y vainilla. Usando velocidad media en una batidora, batir esto juntos durante aproximadamente 30 segundos. Agregue las 0.33 tazas de azúcar y bata a alta velocidad. Solo agregue 1 cucharada a la vez. Una vez que todo esté en la batidora, bata por 2 minutos más. Este es el merengue.

5. Cree el molde para pastel. Mezcle la sal y la harina. Cortar la manteca en porciones del tamaño de un guisante. Usando 1 cucharada a la vez, espolvoree el agua sobre la mezcla de sal y harina. Agregue la manteca. Mezcle hasta que se utilicen todos los ingredientes y haya una bola de masa.

6. Extienda la bola de cáscara en un molde para pastel de aproximadamente 9 pulgadas de diámetro.

7. Vierta la parte de relleno del pastel en la cubierta. Extiéndelo uniformemente y luego coloque el merengue justo encima. Asegúrese de que los bordes estén sellados. Espolvoree los copos de coco encima de esto.

8. Precaliente el horno a 350° Fahrenheit. Una vez calentado, ponga el pastel en el horno durante aproximadamente 15 minutos. Deje enfriar antes de servir.

Conclusión

Gracias por llegar hasta el final de este libro, esperamos que sea informativo y que pueda proporcionarle todas las herramientas que necesita para alcanzar sus objetivos, sean cuales sean.

El siguiente paso es tomar nota de las recetas que desea probar primero. Dirígase a la tienda y tome los ingredientes para que esté listo para disfrutar de comidas indulgentes que son saludables e ideales para el estilo de vida diabético. Todas estas recetas incluyen ingredientes fáciles de encontrar y pasos de preparación rápidos y simples. Esto significa que puedes comenzar a disfrutar estas deliciosas recetas hoy.